Mridula Pandey
Tarang Mishra

Factores que afectam o desempenho do FHW

Mridula Pandey
Tarang Mishra

Factores que afectam o desempenho do FHW

ScienciaScripts

Imprint

Cover image: www.ingimage.com

This book is a translation from the original published under ISBN 978-620-2-08094-1.

Publisher:
Sciencia Scripts
is a trademark of
Dodo Books Indian Ocean Ltd. and OmniScriptum S.R.L publishing group

120 High Road, East Finchley, London, N2 9ED, United Kingdom
Str. Armeneasca 28/1, office 1, Chisinau MD-2012, Republic of Moldova, Europe
Printed at: see last page
ISBN: 978-620-8-10098-8

ÍNDICE DE CONTEÚDOS

Capítulo 1 **5**

Capítulo 2 **10**

Capítulo 3 **14**

Capítulo 4 **18**

Capítulo 5 **24**

Capítulo 6 **34**

Capítulo 7 **36**

ABREVIATURAS

WHO	World Health Organization
NRHM	National Rural Health Mission
RCH II	Reproductive Child Health II
FP	Family Planning
MIS	Management Information System
ASHA	Accredited Social Health Activist
SPSS	Special Package for Social Science
IEC	Information Education Communication
DPH&FW	Directorate of Pubic Health &Family Welfare
CDHO	Chief District Health Officer
PHC	Primary Health Center
CHC	Community Health Center
ANM	Auxiliary Nurse Midwife
SC	Scheduled Caste
ST	Scheduled Tribe
OBC	Other Backward Class
SRS	Sample Registration Survey
IUD	intrauterine device
NSV	Non Scalpel Vasectomy
	National Family Health Survey III
	Human Immuno Deficiency
	Acquired Immuno Deficiency Syndrome
	Sexual Tract Infection
DPMU	District Programme Management Unit
SPMU	State Programme Management Unit
DPC	District Programme Coordinator
DLHS	District Level Household Survey

RECONHECIMENTO

Os autores apresentam os seus sinceros agradecimentos ao Departamento de Saúde e Bem-Estar Familiar do Governo de Gujarat por ter permitido a realização do estudo no departamento de saúde.

O estudo foi realizado na Sociedade Distrital de Saúde de Ahmedabad, Governo de Gujarat. O tema do projeto de investigação foi "Razões que afectam o nível de motivação das FSW no desempenho no distrito de Ahmedabad". O estudo foi efectuado no distrito de Ahmedabad, em Gujarat.

Os autores gostariam de agradecer a todos aqueles que contribuíram de forma tão significativa para a conclusão desta investigação e para a preparação deste livro.

Gostaríamos de apresentar a nossa sincera gratidão e agradecimento ao Departamento de Saúde e Bem-Estar Familiar, Governo de Gujarat, por nos permitir trabalhar nesta organização e, em especial, ao Comissário de Saúde Dr. Amarjit Singh. A. J. Shah, DDO Ahmedabd, que disponibilizou instalações que facilitaram muito o estudo.

Agradecemos aos Block Health Officers, MOs e ANMs do distrito de Ahmedabad pela sua imensa cooperação.

Gostaríamos também de agradecer a todo o pessoal de saúde pelo seu imenso apoio e orientação durante o projeto.

Gostaríamos também de agradecer a todos os outros que deixaram a sua marca no projeto e nos ajudaram, apesar dos seus horários ocupados.

Por último, mas não menos importante, gostaríamos de agradecer o apoio moral inabalável e a ajuda da família e dos amigos pelo seu encorajamento contínuo em todos os meus esforços.

PREVISÃO

O sistema indiano de prestação de cuidados de saúde é um sistema de três pneus, sendo os FHW a unidade básica de prestação de serviços. Todos os componentes do sistema de saúde pública estão a ser implementados por eles. "O bom funcionamento do sistema de prestação de cuidados de saúde exige uma mão de obra de enfermagem qualificada e competente. O desempenho das trabalhadoras do sector da saúde não depende apenas do seu nível de conhecimentos e competência,[iv] mas, em grande medida, das instalações disponibilizadas pela organização, da demografia da região e de outros factores como a religião, a profissão do marido e outros factores associados. O livro explora os factores que contribuem para o desempenho das FHW.

CAPÍTULO-1

ANTECEDENTES

A revitalização dos sistemas de saúde foi reconhecida como um contributo importante e uma questão de preocupação no processo de desenvolvimento socioeconómico. A missão nacional de saúde rural foi lançada para estimular vários aspectos dos sistemas de saúde. O objetivo da missão era prestar cuidados de saúde acessíveis e eficazes à população rural do país, com especial incidência em 18 estados, que foram identificados com base nos seus fracos indicadores de saúde pública. A fim de estimular as diferentes componentes do departamento de saúde, o Governo da Índia lançou a Missão Nacional de Saúde Rural (NRHM) com o objetivo de prestar cuidados de saúde de qualidade à população rural em todo o país, com especial incidência em 18 estados que apresentam indicadores de saúde pública deficientes e/ou infra-estruturas fracas.

A missão visa acelerar a realização dos objectivos políticos, facilitando um melhor acesso e utilização de serviços de saúde de qualidade, com destaque para a igualdade e a dimensão do género. Os objectivos específicos da missão são os seguintes

- Redução da mortalidade infantil e materna
- Acesso universal a serviços de alimentação e nutrição, saneamento e higiene, água potável.
- Ênfase nos serviços de saúde da mulher e da criança e na imunização universal.
- Prevenção e controlo das doenças transmissíveis e não transmissíveis, incluindo as doenças endémicas locais
- Acesso a cuidados de saúde primários integrados e inclusivos
- Renascimento das tradições de saúde locais e integração da AYUSH

O foco do NRHM é a comunalização e a abordagem chave é capacitar as comunidades para facilitar a transferência de fundos para os funcionários das instituições panchayati raj e também facilitar um maior envolvimento de jeevan deep samitis, comités de desenvolvimento hospitalar ou outros grupos de utilizadores. Sugere-se também uma melhor gestão através do desenvolvimento das capacidades de todo o pessoal nos quadros de gestão e técnicos.

Verificou-se que as inovações em matéria de gestão dos recursos humanos constituem um dos principais desafios para tornar os serviços de saúde acessíveis de forma eficaz à população rural. Assim, a NRHM propõe que seja assegurada a disponibilidade de profissionais de saúde residentes no local, o reforço das capacidades dos profissionais de saúde e dos médicos e a integração com o sector privado, de modo a otimizar a utilização dos recursos humanos. Verifica-se igualmente que o principal objetivo da missão consiste em tornar possível o planeamento e a tomada de decisões descentralizados a diferentes níveis do sistema de prestação de cuidados de saúde.

A missão concebeu algumas estratégias centrais que incluem um sistema descentralizado de gestão da saúde pública. A descentralização será assegurada pela preparação do plano de implementação do projeto distrital, o plano é uma amálgama do plano a nível de bloco e de aldeia. É realizado através de um processo de baixo para cima e através de um processo de planeamento participativo. O processo também ajuda a identificar as lacunas e os constrangimentos a vários níveis para melhorar os serviços em relação ao acesso, à procura e à qualidade dos serviços prestados.

Para atingir os objectivos da Missão Nacional de Saúde Rural, os planos de implementação do Programa Distrital são considerados como os principais instrumentos de planeamento, implementação e supervisão de apoio. O PIP da NRHM-Distrito está previsto como a pedra angular de todas as estratégias e actividades no distrito.

O NRHM adoptou uma abordagem estratégica fundamental para o planeamento com base na comunidade, relacionando a saúde com os seus outros determinantes, tais como a água potável, a higiene e o saneamento. Inerente a esta abordagem está a necessidade de envolvimento dos principais intervenientes na preparação do plano de ação, na análise da situação, na convergência intersectorial, na mobilização da comunidade, no aumento da monitorização local, na parceria com Organizações Não Governamentais (ONG) e no sector privado. O processo de preparação do plano exige um levantamento, seguido do planeamento de acções, envolvendo os funcionários do programa e os representantes da comunidade a nível distrital.

OBJECTIVOS DO PROCESSO

Com base no quadro emitido pelo Ministério da Saúde e do Bem-Estar Familiar (MoHFW), a preparação do Plano de Ação Distrital está a ser levada a cabo, tendo em vista a realização de objectivos específicos:

- Centrar-se em questões e preocupações significativas relacionadas com a saúde, em especial entre os grupos mais desfavorecidos e mal servidos, e chegar a um acordo sobre soluções realistas.
- Análise de lacunas e identificação de lacunas no sistema existente e procura de formas de resolver os problemas.
- Dar destaque ao conceito de convergência intersectorial através do envolvimento dinâmico de várias partes interessadas da comunidade, bem como de diferentes sectores públicos e privados, no processo de planeamento.
- Identificar prioridades na base e desenvolver funções e responsabilidades a nível de bloco na conceção do PIP distrital para a implementação do NRHM com base nas necessidades.

Os distritos preparam o PIP e várias actividades estão a ser planeadas no âmbito do mesmo para serem realizadas durante o período de realização dos objectivos.

OS RESULTADOS ESPERADOS DA MISSÃO COMO REFLECTIDOS NOS DADOS ESTATÍSTICOS SÃO:

- Redução da TMI (taxa de mortalidade infantil) para 30/1000 nados-vivos até 2012.
- Redução da mortalidade materna para 100/100.000 nados-vivos até 2012

- Taxa de redução de filárias/microfilárias - 70% até 2010, 80% até 2012 e eliminação até 2015.
- Redução da TFR para 2,1 até 2012.
- Redução da taxa de redução da mortalidade por malária - 50% até 2010 e mais 10% até 2012.
- Redução da taxa de redução da mortalidade de Kala Azar - 100% até 2010 e manutenção da sua eliminação até 2012.
- Redução da Taxa de Redução da Mortalidade por Dengue - 50% até 2010 e mantendo-a nesse nível até 2012.
- Aumento das operações de catarata em 46 lakhs até 2012.
- Diminuição da taxa de prevalência da lepra de 1,8 por 10.000 em 2005 para menos de 1 por 10.000 posteriormente.
- Manter, no âmbito da série DOTS da tuberculose, uma taxa de cura de 85% durante todo o período da missão e também manter a taxa de deteção de casos planeada.
- Facilitar a modernização de todos os centros de saúde comunitários de acordo com as normas de saúde pública indianas.
- Aumento da utilização das unidades de primeira referência (FRU), passando de uma ocupação de camas por casos referenciados inferior a 20% para mais de 75%.
- Contratação de 4 00 000 activistas sociais de saúde acreditados (ASHA) do sexo feminino.

OS RESULTADOS ESPERADOS A NÍVEL COMUNITÁRIO

- Assegurar a disponibilidade de um agente de saúde comunitário com formação e fornecer-lhe um kit de medicamentos que possa tratar doenças genéricas.
- Para a prestação de serviços como a imunização, os controlos PNC, os controlos ANC e outros serviços relacionados com os cuidados de saúde materno-infantis, reservar um dia para a saúde e a nutrição na aldeia. Isto proporcionará uma plataforma

para a convergência e a prestação de serviços.

- Equipar os subcentros e os centros de saúde primários com medicamentos genéricos que possam ajudar no tratamento de doenças comuns.

- Assegurar a disponibilidade de médicos, medicamentos e materiais a nível dos PHC, CHC e assegurar a disponibilidade de transporte de referência em cada estabelecimento.

- Introdução e incorporação de seringas auto-desativadas e de um sistema alternativo de distribuição de vacinas para melhorar a mobilização dos serviços. Assegurar a imunização universal de todos os beneficiários.

- Assegurar o fornecimento de transporte de referência e outros serviços de cuidados maternos. Para promover o parto institucional, disponibilização de fundos ao abrigo do jananai suraksha yojana para os beneficiários do BPL.

- Disponibilidade de cuidados de saúde de qualidade com um risco financeiro reduzido através de projectos-piloto de seguros de saúde comunitários no âmbito da Missão.

- Disponibilização de água potável segura através da convergência com o departamento de água e saneamento.

- Garantir a disponibilidade de casas de banho em casa através de uma campanha de saneamento total.

- Fornecimento de unidades médicas móveis para assegurar a disponibilidade de prestação de serviços em zonas remotas.

- Aumentar a sensibilização para a saúde preventiva, incluindo a nutrição.

CAPÍTULO -2

PERFIL DA ORGANIZAÇÃO

O Governo de Gujarat está a levar muito a sério as actividades do NRHM e a introduzir todos os novos conceitos para melhorar a situação sanitária da sua população. Um deles é a introdução de profissionais de gestão dos cuidados de saúde a nível estatal e distrital. A nível estatal, são chamados consultores para diferentes actividades, por exemplo, consultor para a saúde materna, consultor para a saúde infantil, etc. O conjunto destes consultores constitui uma Unidade de Gestão do Programa do Estado (SPMU). Do mesmo modo, está a ser criada em cada distrito uma unidade de gestão do programa distrital (DPMU) no âmbito da District RCH Society. Trata-se de um dos comités de programa da Sociedade Distrital de Saúde.

OBJECTIVO DO DHS

Assistir a administração distrital de saúde na implementação de vários programas de saúde.

Funções do DHS

1. O DHS é a plataforma disponível para todas as partes interessadas.
2. Participar no planeamento, na execução e no acompanhamento de vários programas de saúde.
3. O organismo funciona como uma plataforma para o reforço da capacidade de gestão técnica da administração da saúde do distrito.
4. Facilitar a preparação de planos distritais integrados de desenvolvimento sanitário.
5. Orientar a função relacionada com a campanha de saneamento total
6. Mobilizar recursos financeiros e não financeiros.

7. Prestar assistência às sociedades de gestão hospitalar.

8. Facilitar o reforço de todas as outras actividades de saúde e bem-estar da família.

O Coletor Distrital preside à DHS. O Coordenador Distrital do Programa (DPC), que é um profissional de gestão da saúde com experiência no mesmo domínio, dirige a DPMU.

A DPMU é constituída pelas seguintes pessoas.

1. Coordenador distrital do programa

2. Funcionário administrativo

3. Responsável distrital pelas finanças

4. Assistente de controlo e avaliação

5. Assistente financeiro

6. Motorista e mensageiro

A principal função da DPMU é apoiar o funcionamento do nível distrital com os seus contributos técnicos e efetuar estudos e pesquisas separadas para propor novas áreas de melhorias e intervenções. Isto será mais fácil de compreender se analisarmos o papel e as responsabilidades dos DPCs:

1. O DPC assiste os funcionários distritais de saúde em todas as questões relacionadas com a gestão global e a gestão dos recursos humanos e financeiros no âmbito da missão nacional de saúde rural.

2. O DPC coordena com outras partes interessadas e agências no distrito, como o Instituto Estatal de Saúde e Bem-Estar Familiar, outras agências nodais e colaboradoras para organizar acções de formação.

3. Apoiar o pessoal a nível distrital e sub-distrital, prestando apoio técnico e de gestão.
4. Assistir os funcionários distritais, incluindo o coletor do distrito, na gestão dos recursos humanos do pessoal contratual no âmbito da RCH II.
5. Organizar e facilitar a formação do pessoal contratual no âmbito do NRHM.
6. Prestar apoio técnico à secção CDHO e à secção de contabilidade do NRHM em questões financeiras, tais como despesas, preparação do orçamento, libertação de subvenções, etc.
7. Planificação e implementação da gestão logística no distrito.
8. Realização de supervisão de apoio e criação de mecanismos de controlo dos aspectos de gestão, administrativos e financeiros da RCH.
9. Assegurar a disponibilidade de apoio logístico ao pessoal contratual e a outro pessoal no terreno para a correta execução da RCH II e da NRHM.
10. Prestar apoio técnico ao pessoal e ao nível do terreno durante as visitas ao terreno.
11. Análise dos relatórios financeiros e físicos do NRHM e tomada de medidas corretivas para melhorar os resultados.
12. Orientar o CDHO sobre os aspectos programáticos através da análise de relatórios.
13. Orientar o CDHO para que tome as medidas adequadas com base nos relatórios e em relação ao feedback fornecido pelos MO e outras pessoas do programa.
14. Discutir e aconselhar sobre o desenvolvimento futuro do programa.

ORGANOGRAMA

Nível estatal

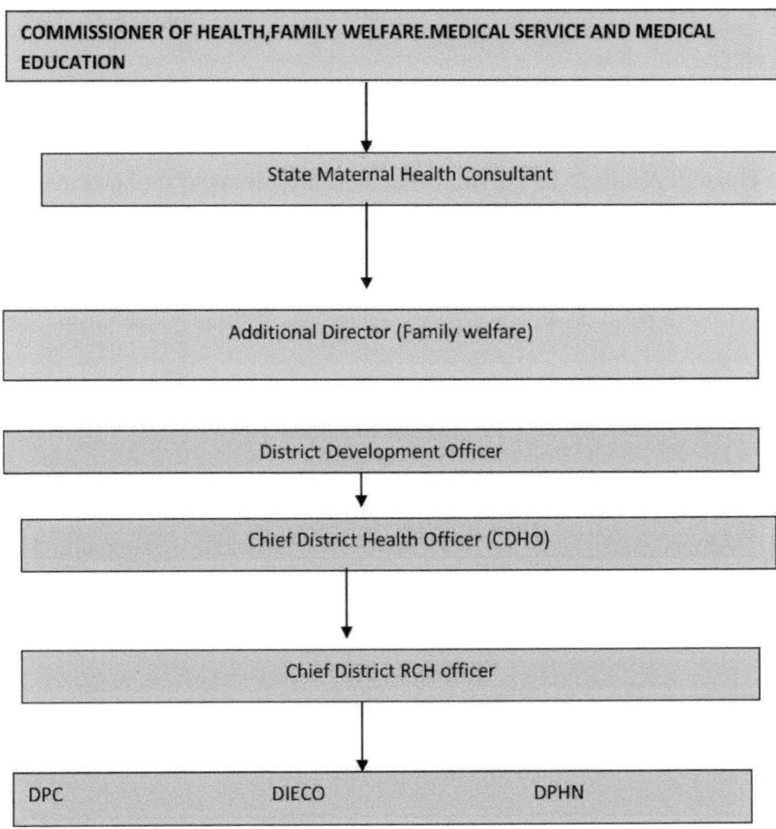

CAPÍTULO - 3

INTRODUÇÃO AO DISTRITO

Antecedentes:

O distrito de Ahmedabad, também conhecido por Amdavad ou Karnavati, é a maior cidade de Gujarat. A cidade está dividida em duas metades pelo rio Sabarmati, sendo uma zona constituída por monumentos antigos chamados Polls e Bazars, que contribuíram para que Ahmedabad fosse reconhecida como património mundial da UNESCO. A outra parte da cidade alberga indústrias, instituições de ensino, centros comerciais, etc.

A população total do distrito é de 5.577.967. A proporção entre os sexos é de 886.

Ahmedabad está dividida em 10 blocos/talukas para o funcionamento administrativo. Estes são: Ahmedabad, Daskori, Sanand, Bavla, Dhokla, Viramgam, Mandal, Detroj-Rampura, Dhandhuka e Dholera. As unidades de administração do distrito de Ahmedabad:

S.No	Heads	Nos
1	Area	8087(in sqkms)
2	No of taluka	11
3	Prant	9
4	Municipal corporation	1
5	Municipal towns	13
6	Villages	539

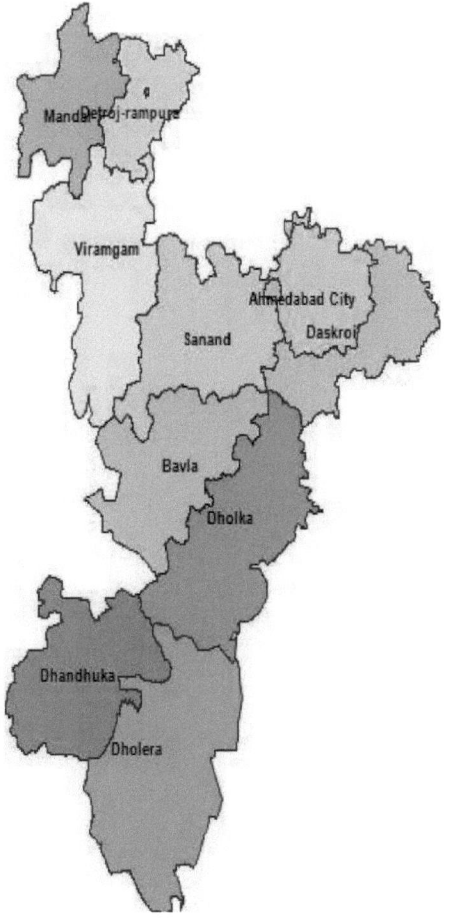

Ahmedabad está cheia de beleza natural e quem quer que venha sonha em voltar sempre. O distrito é altamente urbanizado com muitas grandes indústrias e também instituições no distrito.

Perfil demográfico de Ahmedabad:

População total: 514,404

Há 10 quarteirões e 548 aldeias em Ahmedabad.

Os principais indicadores demográficos do distrito, de acordo com o DLHS III, são os seguintes

S.No	Indicator	Percentage
1	Girls marrying before 18 years	17.7
2	Birth order 3 or above	23.5
3	Women aged 20-24 reporting birth order 2 or above	43.9
4	Births to women age 15-19 out of total births	2.9
5	Family Planning	
5.1	Any method	63.2
5.2	Any modern method	53.4
5.3	Female sterilization	36.6
5.4	Male sterilization	0.2
5.5	IUD	4.9
5.6	Pills	4.7
5.7	Condoms	6.3
5.8	Total unmet needs	16.3
6	Mothers registered in first trimester	62.5
7	Mothers who had 3 ANC	67.3
8	Mothers who got TT	79.2
9	Institutional births	80.2
10	Delivery at home by SBA	1.9
11	Mothers who had PNC	75.5
12	Full Immunization	53.7
13	Children with Diahorrea who received ORS	45.2

14	Children with ARI who got treatment	94.4
15	Children who had got checkup within 24 hours of delivery	74.6
16	Children BF within 1 hour of birth	58
17	EBF	37
18	Children who received semi solid food	57.3

A tabela acima apresenta os indicadores-chave dos distritos. Os indicadores em que o distrito tem um bom desempenho são as taxas de partos institucionais, a adoção de técnicas de planeamento familiar, o tratamento de doenças infantis e também os cuidados de PNC das mães. No entanto, alguns dos indicadores chave que podem contribuir para a morte de bebés são a baixa percentagem de iniciação precoce do AM e do AME. Também há muitas mulheres no grupo etário dos 20-24 anos com ordem de nascimento de 2 e mais.

CAPÍTULO -4

ANTECEDENTES DA INVESTIGAÇÃO

Todos os aspectos da prestação de cuidados de saúde, incluindo a disponibilidade, acessibilidade e qualidade, dependem das competências e aptidões da mão de obra no sector da saúde - dirigentes, clínicos (médicos, enfermeiros, parteiras, outros), gestores, responsáveis pela elaboração de políticas e outros.

O nosso sistema de saúde é um sistema de três pneus e a FHW (enfermeira auxiliar, parteira, conhecida como trabalhadora de saúde feminina em Gujarat) é a unidade básica de prestação de serviços de cuidados de saúde primários. Podemos considerar este quadro como a espinha dorsal do sistema de saúde pública. O seu salário é um dos mais bem pagos de todos os funcionários públicos colocados a nível das aldeias e, por definição de trabalho, quase todas as componentes da saúde pública são implementadas através deles.

Atualmente, sabe-se que uma força de trabalho de enfermagem e obstetrícia qualificada e competente é essencial para o bom funcionamento do sistema de saúde, mas para ter um bom desempenho no seu domínio apenas as competências e os conhecimentos técnicos não são suficientes. As normas de gestão do bom desempenho incluem também atitudes, comportamentos e motivação, para além das competências e dos conhecimentos técnicos. Quando falamos de gestão, a gestão dos recursos humanos desempenha um papel fundamental e, para uma gestão bem sucedida dos recursos humanos, o fator motivação é a principal preocupação.

Com a ajuda deste estudo de investigação, avaliamos o nível de motivação das FHW no clima organizacional existente e outros factores para que o seu desempenho melhore. Aqui, o clima pode ser definido como "Os atributos percebidos de uma organização e do seu subsistema pela forma como lida com os seus membros, grupo e problema". Por outras palavras, podemos dizer que é o ambiente (atitude, comportamento e práticas) do membro da sua equipa, incluindo o seu supervisor e subordinado.

LÓGICA DO ESTUDO

Como já foi referido, o FHW é a unidade básica da implementação e o seu desempenho afecta diretamente o objetivo de qualquer programa de saúde. Para melhorar o seu desempenho, foram feitos muitos esforços, como boas infra-estruturas, fornecimento do equipamento necessário e conceção de muitas acções de formação, por exemplo, IMNCI, TB e Malária, etc. Se analisarmos a distribuição das infra-estruturas, do material e da formação, verificamos que é uniforme, mas continua a haver uma grande variação no desempenho ou nos resultados dos FHW. Todos os esforços visam o seu reforço das capacidades, mas a motivação, que é o principal fator de reforço das capacidades, não está presente nessas formações e intervenções.

Objetivo

- É fazer uma análise situacional dos factores que afectam o desempenho ou o funcionamento do FHW.
- Avaliar o nível de motivação do pessoal do FHW na atual cultura organizacional.

INTRODUÇÃO AO TEMA

O papel dos assistentes sociais na Índia mudou ao longo das últimas quatro décadas. No entanto, durante os anos 1960-1970, o planeamento familiar foi integrado nas actividades de saúde materno-infantil e promovido como um programa que merecia a máxima prioridade. O novo programa de bem-estar familiar adoptou um sistema de incentivo de objectivos e as MNF, juntamente com outros trabalhadores a nível das aldeias, foram identificados como os principais interessados na implementação do programa.

[vi]O desempenho dos TSF depende, em grande medida, do ambiente de trabalho que lhes é proporcionado, da sua relação com os colegas, subchefes e supervisores e também dos factores que os motivam a desempenhar melhor as suas funções. Os FHW são a unidade básica da implementação e o seu desempenho afecta diretamente o objetivo de qualquer programa de saúde. [viii]Para melhorar o seu desempenho, foram envidados muitos esforços, como a criação de boas infra-estruturas, o fornecimento do equipamento necessário e o reforço das capacidades através de muitas acções de formação, por exemplo, IMNCI, TB e Malária, etc. O planeamento para garantir o fornecimento de material e o reforço das capacidades dos FHW tem sido uniforme, com variações muito ligeiras, mas mesmo assim tem havido uma grande variação no desempenho dos FHW. [vii]Verificou-se que o desempenho dos FHW depende em grande medida não só da competência, mas também de muitos outros factores que devem ser considerados para avaliar quais são os factores que contribuem para motivar os FHW a desempenhar bem as suas funções.

[iii]O nível de motivação das FSWs decide se elas desempenharão bem as suas funções e o que se traduzirá na realização dos objectivos da organização.

A motivação e o seu impacto

A motivação humana, no seu nível mais primitivo, refere-se aos processos psicológicos que decidem a forma, a força e a perseverança das acções - mais especificamente, as acções *que não se* devem apenas a diferenças individuais de capacidade ou a exigências ambientais esmagadoras que coagem ou forçam a ação (ver Vroom, 1964). Como especialidade no campo mais vasto da motivação humana, a motivação no trabalho refere-se aos processos comportamentais que têm um impacto direto no contexto individual do trabalho e, em particular, aos processos que influenciam as realizações individuais dos objectivos e tarefas no local de trabalho. Na motivação para o trabalho, os investigadores exploram normalmente a forma como as caraterísticas de personalidade, os valores e as práticas organizacionais influenciam as acções dos trabalhadores que são consideradas críticas para a produtividade e o sucesso organizacional

Uma diferença menos óbvia, mas talvez mais importante, entre a investigação sobre a motivação humana e a motivação no trabalho em contextos aplicados, diz respeito ao enfoque na motivação numa direção específica - isto é, a motivação do trabalhador para realizar comportamentos e esforçar-se por atingir objectivos, de acordo com as diretrizes definidas pela organização. O enquadramento da motivação em termos de *objectivos e tarefas desejados pela organização* adopta uma perspetiva *transacional.* Entre os trabalhadores que realizam o mesmo trabalho todos os dias, os empregos que requerem pouca reflexão ou os empregos que pagam salários abaixo do nível, por exemplo, os objectivos pessoais e organizacionais podem não estar relacionados ou mesmo estar em oposição direta uns aos outros. Os objectivos organizacionais, como a assiduidade perfeita, têm frequentemente pouco valor pessoal para o trabalhador.

A adoção pelos trabalhadores dos objectivos organizacionais e a sua motivação para os alcançar exigem que esses objectivos estejam associados a resultados desejados a nível pessoal, tais como um sentimento de realização ou de ganho monetário. Por outras palavras, os trabalhadores devem sentir que existe uma correspondência entre os seus próprios objectivos e os da organização, para que o objetivo da organização tenha um impacto positivo no comportamento dos trabalhadores e, em última análise, no seu desempenho. Por seu lado, as organizações procuram muitas vezes aumentar a motivação dos trabalhadores através de práticas que combinam objectivos pessoais e organizacionais. Assim, na perspetiva transacional, a motivação para o trabalho é vista como um resultado da interação de forças pessoais e organizacionais, em vez de um atributo do indivíduo ou da organização por si só.

Teoria da motivação

Teoria dos dois factores (Herz Berg) -

De acordo com a "história dos dois factores", as pessoas são influenciadas pelo fator Higiene e pelo fator Motivação

- Fator de higiene - Necessário para garantir que o trabalhador não fique insatisfeito. Não conduzem a um maior nível de motivação, mas sem eles há um elevado nível de insatisfação

Por exemplo, salário, condições de trabalho, segurança e estatuto, etc.

- Fator de motivação - É necessário para motivar o trabalhador para um desempenho superior. Este fator resulta do gerador interno do trabalhador.

Métodos-

Abordagem de estudo

O objetivo do estudo é avaliar os factores que afectam o desempenho das FHW.

- Foi efectuada uma análise situacional do distrito, tendo como foco o FHW. Foi recolhida informação associada ao FHW
- Série de entrevistas realizadas com os funcionários superiores do distrito, como o CDHO, o RCHO e outros funcionários do programa.
- Foram também efectuadas entrevistas a outros funcionários, como o médico de clínica geral, o enfermeiro de clínica geral, o médico de família e o médico de família
- Os dados foram recolhidos através de um questionário da ferramenta

OCTAPACE.

Tipo de dados -

- Dados primários - Dados recolhidos com a ajuda de uma lista de verificação de questionários e de uma entrevista.
- Dados secundários - Registos mensais do District Panchayat.
- Plano de ação anual do distrito

Instrumentos ou ferramentas

- Questionário

OCTAPACE - O perfil *OCTAPACE é um instrumento de 40 itens que fornece o perfil do ethos da organização em oito valores. Estes valores são a abertura, o confronto, a confiança, a autenticidade, a pro-ação, a autonomia, a colaboração e a experimentação.[v] O instrumento contém duas partes. Na parte I, os valores são enunciados nos itens 1 a 24 (três afirmações de cada um dos oito valores), e o inquirido deve assinalar (numa escala de 4 pontos) o quanto cada item é valorizado na sua organização. A parte 2 contém dezasseis afirmações sobre crenças, duas para cada um dos oito valores, e o inquirido verifica (numa escala de 4 pontos) até que ponto cada um deles é partilhado na organização.

CHEKLIST* - *Uma lista de controlo com perguntas fechadas que ajudam a avaliar o desempenho dos FHW e a avaliar as suas prioridades de trabalho.

- Entrevista - Foi efectuada uma entrevista semi-estruturada para conhecer o ponto de vista dos supervisores

Seleção da amostra -

- Amostragem estratificada - Utilizando a amostragem estratificada, a população é dividida em grupos homogéneos e mutuamente exclusivos chamados estratos e, em seguida, são selecionadas amostras independentes de cada estrato.
- Em 36 PHC do distrito, foram selecionados 9 PHC e 5 sub-centros de cada PHC. O tamanho total da amostra é de 45 FHW.
- Foram entrevistados 6 funcionários do distrito.
- Foram também entrevistados o LHV do bloco, o FHS e o MO de todos os 9 PHC.

Processo de estudo

- Elaboração de uma lista de controlo e de um questionário para recolher as informações básicas sobre os FHW e avaliar o seu desempenho. O questionário da ferramenta OCTAPACE foi traduzido para a língua gujarati
- Foram selecionados 9 PHC de acordo com o desempenho e a distância do distrito. As PHC próximas de Ahmedabad têm população rural e urbana, pelo que as PHC distantes são também tomadas em consideração.
- Os dados foram compilados com a ajuda do Microsoft Excel.

CAPÍTULO -5

RESULTADOS

As respostas dos FHWs foram recolhidas para compreender o nível de motivação e o seu impacto no desempenho dos FHWs. Os resultados foram recolhidos sobre o perfil demográfico e socioeconómico dos FHWs e também examinam os recursos e as instalações disponíveis a nível da SC.

Perfil demográfico da FHW -

Idade média - A idade média dos FHW é de 42 anos. A proporção máxima dos FHW (70%) situa-se no grupo etário dos 30-45 anos.

Quadro -1 N=45

Age Distribution of FHW		
Age in years	Distribution in %	Frequency
<30	9	4
30-35	13	6
36-40	24	11
41-45	33	15
46-50	11	5
51-55	4	2
>55	4	2
Total	100	45

Ano de experiência -

Se virmos a percentagem de distribuição do número de anos de experiência das FHW, a distribuição não é igual entre os 11-15 e os 21-25 anos. A maior parte da população tem entre 6 e 15 anos de experiência.

N=45 Tabela -2

Year of Experience		
Years Of experience	Distribution in %	Frequency
0-5	16	7
6 to 10	27	12
10to15	33	15
16-20	13	6
21-25	7	3
>25	4	2
Total	100	45

Em empregos como o de FHW, o número de anos de experiência é uma vantagem. Com a experiência, as suas capacidades de comunicação com a comunidade melhoram e desenvolvem a sua reputação na comunidade.

Estado civil -

Para cerca de 22% dos FHWs, a segurança continua a ser a principal preocupação no caso de ficarem sozinhos na sede ou se tiverem de se deslocar para locais remotos no terreno.

N=45 Tabela -3

Marital Status of FHW		
Marital status	Distribution in %	Frequency
Married	82	37
Single	7	3
Separated	2	1
Widow	9	4
Total		45

Perfil sócio-económico da FHW -

<u>Nível de instrução</u> -

Mais de 69% do total de FHW fizeram o curso SSC+FHW e 10% são licenciados.

N=45Tabela-4

Education Status of FHW		
Education Level	Distribution in %	Frequency
SSC + FHW Course	69	31
Graduate +FHW Course	16	7
HSC+FHW course	11	5
SSC	4	2
Total		45

Distribuição de castas -
N=45 Tabela-5

Caste wise Distribution		
Caste	Distribution in %	Frequency
GEN	20	9
OBC	13	6
SC	42	19
ST	25	11
Total		45

A maioria dos FHW pertencia à casta do programa (cerca de 42%) e cerca de 20% pertenciam à categoria geral. A análise da entrevista efectuada com os FHW revelou que, como o perfil profissional dos FHW implica muitas visitas ao terreno, deslocações regulares e envolvimento com a comunidade, as mulheres da casta superior hesitavam em aderir.

Antecedentes familiares -

Em média, cada família tem entre 4 e 5 membros. Mais de 40% das FHWs tinham um marido que trabalhava para o governo. A entrevista revelou que as FHWs cujos maridos não estavam empregados tinham problemas em dedicar tempo ao trabalho devido à tensão mental a nível familiar. Em comparação com elas, aquelas cujos maridos estavam ao serviço do Estado trabalhavam de forma mais autónoma e podiam dedicar mais tempo ao trabalho.

N=45 Tabela-6

Husband's Occupation		
Profession	Distribution in %	Frequency
Government job	49	22
Private Job	29	13
Business	16	7
No Job	7	3
Total		45

Disponibilidade de infra-estruturas e de pessoal

Infra-estruturas físicas -

A infraestrutura física é um elemento importante para a qualidade do serviço, para a moral dos trabalhadores e para tornar o centro atraente para os prováveis utilizadores. A falta de tais comodidades básicas reflecte-se negativamente na qualidade do serviço.

N=45 Tabela-7

Status of the sub center building		
	Distribution in %	Frequency
Sub Center has building	93	42
Sub Center has no building	7	3
Total		45

Instalações e equipamentos disponíveis e funcionais no sub-centro

A maior parte das instalações e dos instrumentos são adequados em número, mas a sua funcionalidade não é a mesma. Os equipamentos que não estavam funcionais na sua maioria eram o hameoglobinómetro e o estetoscópio.

N=45 Tabela-8

Status of Facilities and equipment in sub center				
Facility or equipment	Available (in %)	Available (infrequency)	Functional (In %)	Functional (in frequency)
Electricity	96	43	95	41
Water supply	100	45	100	45
Cupboard	100	45	100	45
Table	100	45	100	45
Chair	100	45	100	45
Weighing Machine	100	45	100	45
Stethoscope	100	45	51	23
BP instrument	100	45	51	23
Thermometer	100	45	78	35
Hemoglobin meter	100	45	27	12
Registers	100	45	100	45
Banners and poster	100	45	84	38
Medicine	100	45	91	41

Apenas 6% não dispunham de um edifício para o subcentro. Mas nem todos os subcentros eram adequados para a prestação de serviços e para serem utilizados para fins residenciais.

Disponibilidade de pessoal de apoio e de mão de obra:

O trabalho dos FHW exige muito esforço e não pode ser realizado de forma satisfatória se não houver apoio dos MPW e dos trabalhadores AWW.

N=45

Quadro-8 Quadro-9

Availability of MPW(M)		
Availability	Distribution in %	Frequency
MPW Present	93	42
MPW not present	7	3
Total		45
Availability of Aganwadi Worker		
Availability	Distribution in %	Frequency
AWW present	97.78	44
AWW not present	2.222	1
Total		45

Os distritos e os CSP em estudo mostraram que as posições de AWW e MPW foram preenchidas em mais de 95% dos centros.

Local de estadia -

O local de estadia do FHW reflecte o seu trabalho: se o trabalhador ficar na sede, pode dedicar mais tempo ao trabalho. A principal questão relacionada com a eficácia do sistema de prestação de cuidados de saúde depende do facto de o FHW ficar no subcentro ou ser facilmente acessível à população.

N=45 Tabela-10

Place of stay		
Place of stay	Distribution in %	Frequency
Sub center	9	4
HQ Village	13	6
Block City	24	11
District	53	24
Total		45

Apenas 17% dos FHW permanecem no subcentro e 20% na aldeia do bairro principal.

Desempenho do FHW-

Para medir o desempenho do FHW, é elaborada uma lista de controlo com 10 dimensões do seu desempenho.

OCTAPACE Score						
Value	Mean	Range of score		*Norms		Remarks
		Min	Max	Low	High	
OPENNESS	15.4	11	18	13	17	Medium
CONFRONTATION	14.9	10	19	13	17	Medium
TRUST	14.5	12	17	13	17	Medium
AUTHENTICITY.	12.0	8	18	10	14	Medium
PROACTION	14.0	9	17	13	17	Medium
AUTONOMY	11.7	7	15	11	16	Low
COLLABORATION	14.7	12	20	13	17	Medium
EXPERIMENTING	10.9	7	18	11	16	Low

- Realização do objetivo anual de planeamento familiar
- Realização do objetivo anual de ANC
- Realização do objetivo anual de entrega institucional
- Realização do objetivo anual de imunização
- Permanecer no quartel-general
- Organização regular de Mamta Diwas
- Participação na reunião dos CSP
- Manutenção de registos regulares
- Qualidade do registo
- Visita comunitária regular.

N=45 Tabela-12

Performance of FHW		
Performance	Distribution in %	Frequency
1-5(Poor)	22	10
6-8(average)	38	17
8-10(Good)	40	18
		45

Apenas 40% têm uma boa classificação. Muitos deles obtiveram uma pontuação inferior em visitas à comunidade e na qualidade dos registos. O objetivo do planeamento familiar foi alcançado por quase todos.

Avaliação da Motivação em FHW na Cultura Organizacional de saída (Pontuação OCTAPACE)

- O valor abertura obteve um valor médio de 15,4, o que não é uma pontuação elevada. Podemos inferir que existe uma falta de partilha genuína de informações no departamento . Informações simples, como o feed back e outras ideias inovadoras de trabalho, não são partilhadas com as FHW.

- O valor Confrontação obteve 14,9 pontos, o que, mais uma vez, não é uma pontuação elevada. Isto mostra que não há partilha e aceitação de problemas ou erros. O tipo de sistema de supervisão que existe no departamento apenas tenta encontrar os erros dos FHW, o que é uma das razões pelas quais estes não partilham os seus problemas. Existe um grande fosso de confiança entre as FHW e o sistema.

- O valor Autenticidade obteve 12 pontos, o que é uma pontuação média. A mesma conclusão é que existe um desfasamento entre o que se sente e o que se diz.
- O valor Proaction obteve 14 pontos, o que corresponde a um valor médio. Esta lacuna deve-se ao facto de a FHW nunca ter sido orientada para o planeamento do trabalho que costumava fazer. Ela nem sequer tem conhecimento do objetivo de cada programa, pelo que lhe é difícil pensar nos resultados. As prioridades das tarefas que atribui à educação para a saúde são também claras. Faz o trabalho que o seu supervisor lhe atribui sem pensar no resultado.
- O valor Autonomia é de 11,7, o que, mais uma vez, representa um valor muito baixo, o que significa que tem muito pouca liberdade para planear o seu trabalho.
- O valor Colaboração obteve a pontuação de 14,7, que é a pontuação média. Aqui a colaboração significa não só dar ajuda, mas também pedi-la.
- O valor experiência obteve novamente um valor muito baixo, 10,9. Este valor está diretamente relacionado com a proacção e a autonomia. Se ela não tiver liberdade para planear o seu trabalho, é muito difícil que surja qualquer inovação ou experiência da sua parte.

CAPÍTULO-6

DISCUSSÃO:

O desempenho das FHW depende não só da sua competência, mas também de uma série de factores que afectam direta ou indiretamente o seu desempenho. Os factores pessoais, como a idade, o estado civil e a profissão do marido, também afectam em grande medida o seu desempenho no terreno. No estudo atual, a população de FHWs era do grupo etário mais velho e, embora trouxessem consigo uma enorme experiência, o seu papel na utilização de novas tecnologias e formações era questionável. A funcionalidade do hameoglobinómetro e do estetoscópio sugere que este antigo cardador não está a utilizar estes equipamentos com frequência, razão pela qual a sua avaria não é resolvida prontamente. Da mesma forma, as respostas das entrevistas, quando analisadas e estudadas, revelaram que, embora a maioria da força de trabalho fosse casada e os maridos trabalhassem no sector público, as que tinham maridos desempregados em casa tinham problemas em dedicar 100% da atenção ao trabalho.

Outro fator foi a casta e o seu efeito no trabalho. Como a maioria dos FHWs eram SC, gerais ou OBC e muito poucos pertenciam à categoria ST, quando questionados individualmente responderam que evitavam prestar serviços à população ST.

A disponibilidade de infra-estruturas de SC foi um fator de motivação para as FHW. A maioria das FHW com SC teve um melhor desempenho e uma pontuação elevada em termos de motivação do que as que não tinham SC.

A pontuação octagonal relativa à avaliação da motivação dos FHW revelou que, em nenhuma das oito áreas em estudo, os FHW obtiveram uma pontuação elevada, sendo média para 6 e baixa para 2 dos oito parâmetros. Podemos inferir que há falta de partilha genuína de informações, aceitação de problemas ou erros, liberdade para microplaneamento, colaboração com o pessoal de supervisão e definição de objectivos no departamento. As FHW não são claras quanto ao objetivo que pretendem alcançar após uma quantidade tão elevada de trabalho e, devido à falta de propriedade e confiança do departamento, têm um baixo nível de motivação para o seu trabalho.

CAPÍTULO -7

REFERÊNCIAS:

1. OMS. Agentes comunitários de saúde: O que é que sabemos sobre eles? O estado das provas sobre programas, actividades, custos e impacto nos resultados de saúde da utilização de agentes comunitários de saúde. Genebra: Evidence and Information for Policy, Departamento de Recursos Humanos para a Saúde,
2. OMS; 2007. Disponível em http://www.who.int/hrh/

   documents/community_health_workers_brief.pdf (acedido em 9 de junho de 2009). 2 OMS. Trabalhar em conjunto para a saúde: The World Health Report 2006. Genebra, Suíça: OMS; 2006. Disponível em http://www.who.int/whr/2006/whr06_en.pdf (acedido em 9 de junho de 2009)
3. Franco L, Bennett S, Kanfer R, Stubblebine P. Determinants and consequences of health worker motivation in hospitals in Jordan and Georgia. Soc Sci Med 2004;58: 343-55. 4 Fort AL, Voltero L. Factors affecting the performance of maternal health care providers in Armenia (Factores que afectam o desempenho dos prestadores de cuidados de saúde materna na Arménia). Hum Resour Health 2004;2:8.
4. Rijal, Sapna (2010)Leadership style and organizational culture in learning organization: A comparative study International Journal of management and Information's systems 14, 5; pg 119
5. Anu singh Lather, Janos Puskas. Ajay Kumar singh, Nisha Gupta (2010)" organizational culture: a study of selected organisations in the manufacturing sector in the NCR", Agric. Econ-Czech, 56, pp. 349- 358
6. Adano U. Gestão de recursos humanos (GRH) no sector da saúde. Resumo técnico 2. Chapel Hill NC. The Capacity Project. 2006.

   Recuperado de http://capacityplus.org/files/resources/projectTechBrief20.pdf.
7. Dehghan Nayeri M, Nazeri A. K, Salsali M, Ahmadi F. Iranian staff nurses'

views of their productivity and human resource factors improving and impeding it: a qualitative study. Human resources for health. 2005;3:9. http://dx.doi.org/10.1111/j.1442- 2018.2006.00254.x . [PMC free article] [PubMed]

8. Dehghan Nayeri M, Negarandeh R. Conflict among Iranian hospital enfermeiros: um estudo qualitativo. Recursos humanos para saúde. 2009;7:25. http://dx.doi.org/10.1186/1478-4491-7-25 . [PMC free article] [PubMed]

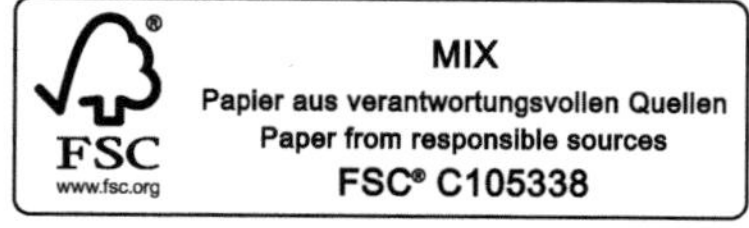

Printed by Books on Demand GmbH, Norderstedt / Germany